SUPER FOOD FASTING
DIARY

Hiroyuki Domon

1 スーパーフードファスティングをはじめよう

スーパーフードファスティングとは

体質の改善や理想のボディメイクを目的に行うファスティング(断食)プログラムです。食事を変えることにより体の中から整え短期間で人間本来の健康な体を取り戻すことを目指します。スーパーフードファスティングは、次に該当する人におすすめです。

- ☑ 体型が少し変化してきた
- ☑ 最近体が重たくなってきた
- ☑ 最近疲れやすくなって歳をとったと感じる
- ☑ 健康的な食事をしながら無理なくキレイに痩せたい
- ☑ いつまでも若々しく美しくいたい
- ☑ 自分の体をリセットしたい

ファスティングをサポートする3ステップ

STEP 1 　マイデータ　を記入

次ページの[ファスティングをはじめる前に]を参考に、P●[マイデータ]を完成させましょう。現在の[自分の体]について知った上で、目標やなりたい自分を思い描いて、ファスティングをスタート!

STEP 2 　プログラム　を実践

たとえ忙しくても、手間をかけずに取り入れられる[2つのプログラム―食事と運動―]があります。効率よく効果的にファスティングができるよう[基礎知識]をおさえ、まずは1週間継続してみましょう。

STEP 3 　ダイアリー　を活用

スーパーフードファスティングに何より欠かせないのが、この[ダイアリー]です。毎日記録するだけで、一日一日の気づきや体の変化が見えてきます。実践したプログラムをふりかえったり、自分を励ましたり、モチベーションを保ちながらファスティングを継続するために役立ちます。

■ スーパーフードとは？

科学的にも伝承的にも一般の食品よりも特定の栄養価が突出していることかが証明されている自然由来の食品。また副作用がなく人の健康増進や美容等に役立つ、栄養バランスに優れた特別な食品を指します。

■ ファスティングとは？

ファスティング（fasting）は、「断食」を意味する言葉です。欧米等では古くから病気の患者のために民間療法として取り入れられてきましたが、近年ではダイエットやデトックス、アンチエイジングといった美容を目的として多く行われています。本書で取り入れるファスティングは、ただ食事を断つのではなく、健康に最低限必要な栄養素や酵素、ローフード、スーパーフードを摂取しながら体質の改善を目的に行うものです。ちなみに、Breakfast（ブレックファースト）は、一般的には朝食を指しますが、「断食（fast）」を「破る（break）」という意味があります。

ファスティングをする 7つのメリット

1. 食生活と体質の改善
2. 脂肪の燃焼とダイエット＆ボディメイク
3. 美容とアンチエイジング
4. 体内に蓄積した毒素等のデトックス
5. イキイキと若々しい活力の回復
6. 免疫力の回復と向上
7. 体内の臓器の浄化

一日の体のサイクル

体には24時間のサイクルがあり、[排泄][摂取と消化][吸収と利用]の3つの時間帯に分けられます。このサイクルを理解してスーパーフードファスティングを行うと、より効果的な成果を得られます。

{ 4:00-12:00 }
排泄の時間

前日の溜まった老廃物を体の外に出す時間。消化に負担がかかる食事は控えることが好ましい。

{ 12:00-20:00 }
摂取と消化の時間

栄養素が体に吸収する形に消化されるので、しっかりと食事を摂る時間。

{ 20:00-4:00 }
吸収と利用の時間

消化した栄養素を各器官や細胞に届け、新陳代謝や体内の修復、免疫力の向上などに利用する時間。食事をしないことが理想的。

自分の体を知りましょう

ファスティングダイアリーでは、書き込む記録から改善点や変化を見ていきます。まずは、体の指標となる「6つの体組成」をおさえておきましょう。

標準体重　健康的に生活ができると統計的に認定された
理想的な体重のこと

標準体重＝ 身長(m) × 身長(m) ×22

例）1.5m×1.5m×22＝49.5kg

体脂肪率　体重に対して脂肪がどれだけあるかを割合で示したもので、
バランスのとれた体型を目指す指標

		やせ	−標準	＋標準	軽肥満	肥満
男性	18〜39才	11%未満	17%未満	22%未満	27%未満	27%以上
	40〜59才	12%未満	18%未満	23%未満	28%未満	29%以上
	60才以上	14%未満	20%未満	25%未満	30%未満	30%以上
女性	18〜39才	21%未満	28%未満	35%未満	40%未満	40%以上
	40〜59才	22%未満	29%未満	36%未満	41%未満	41%以上
	60才以上	23%未満	30%未満	37%未満	42%未満	42%以上

BMI（肥満度）　BMI（Body Mass Index）＝肥満度の指標のこと

体重(kg) ÷ 身長(m) ÷ 身長(m)

例）65kg÷1.6m÷1.6m＝25.3

低体重	18.5未満
普通体重	18.5以上〜25未満
肥満度1	25以上〜30未満
肥満度2	30以上〜35未満
肥満度3	35以上〜40未満
肥満度4	40以上

内臓脂肪レベル（VFR）　内臓脂肪は、腹筋の内側についた脂肪のこと
下の表の通り、1〜59のレベルで判定されます

	標準	やや過剰	過剰
レベル	9以下	10〜14	15以上

体内年齢　体組成と基礎代謝量の年齢傾向から算出する指標

推定骨量　骨に含まれるミネラル量を推定したもの

3 ダイアリーの使い方

ファスティングダイアリーでは、書き込む記録から改善点や変化を見ていきます。まずは、体の指標となる「6つの体組成」をおさえておきましょう。

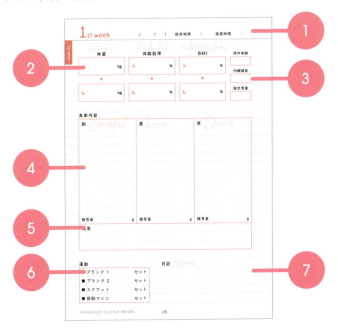

① 日付・起床時間・就寝時間
就寝時間は、体のリズムを整えたり、基礎代謝を維持するための大切なポイントです。

② 体重・体脂肪率・BMI
基本となる3つの「体組成データ」は、朝晩2回計測しましょう。

③ 体内年齢・内臓脂肪・推定骨量
より細かく体組成を見ていくための指標です。体組成計（P110参照）があると、簡単に測定できます。

④ 食事内容・糖質量
P8［食事プログラム］を参考に、朝・昼・夜に食べた食事内容・糖質量を記録しましょう。

⑤ 間食
朝・昼・夜の食事以外で間食したものを記録しましょう。

⑥ 運動
P10-11［運動プログラム］を参考に、実践した運動を記録しましょう。

⑦ メモ
その日の自分の状態・感想などを記入する日記として。また自分への励ましの言葉などを記入しましょう。

4 基礎知識

[酵素]

酵素とは

私達の体の中では、取り入れた食べ物の消化や吸収、不要物の排出、エネルギー生産など生きるために必要な化学反応を絶え間なく行っています。これらの化学反応の速度を早める物質です。

酵素の特長

1. 化学変化を促進する物質（触媒）
2. 酵素なくしては、生命維持のための化学反応を作り出せない
3. 酵素が1分間に起こす化学反応は、酵素がない場合1000年かかる

→ **酵素なくしては、生命が維持できない**

酵素の性質

一つの反応のみに関与する

酵素は特定の反応しか担当しません。例として炭水化物を分解する酵素は炭水化物だけに反応し、タンパク質を分解する酵素はタンパク質だけに反応します。

酵素はタンパク質から作られる

酵素はタンパク質を主体に作られています。肉を焼くと固くなるように、温度によって構造が簡単に変化します。そのため環境によっては酵素の能力が失われてしまいます。

酵素の種類

食物酵素（体外酵素）
体内で消化を助け、体内の消化酵素の分泌を抑える

消化酵素（体内酵素）
食物の刺激で分泌され栄養素を分解する

代謝酵素（体内酵素）
体のすべての代謝活動に必要不可欠

痩せやすい人と太りやすい人の違い

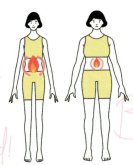

- ● 食物酵素を摂っている
- ● 消化酵素が消費されず、代謝酵素にまわっている
- ● 基礎代謝が基礎代謝が高い・維持されている

→ 同じ量を食べていても**痩せやすい体に！** *Good!*

- ✕ 食物酵素を摂っていない・加熱食が多い
- ✕ 消化酵素が消費され、代謝酵素が減っている
- ✕ 基礎代謝が低い

→ 同じ量を食べているのに**太りやすい体に！** *Bad!*

消化酵素＋代謝酵素＝一定の量とされています。[食物酵素]を摂ることがカギ！

［ 糖質 ］

糖質とは

糖質は体内の血糖値を上げてインスリンの分泌を促します。インスリンは余った糖質を脂肪に変えるため「肥満ホルモン」とも呼ばれています。糖質を制限し抑えることにより血糖値の上昇を抑え、インスリンの分泌を抑えられ、その代わりに体脂肪が優先的に燃焼されます。

糖質量の目安（一日あたり）

- ▶ 脂肪を落としたい人 ………… **50g以下**
- ▶ 体型を維持したい人 ………… **130g以下**
- ▶ 筋肉をつけたい人 ………… **体重×1.2**（60kgの人は72g程度）

P98-105の糖質表をチェックして一日の糖質量を意識しよう！

私たちに必要な3大栄養素

1. 糖質 [Carbohydrate]　体を動かすためのエネルギーの源です。摂取し過ぎると脂肪は体に蓄積します。

2. 脂質 [Fat]　細胞膜およびホルモン等の原料となります。栄養素の中ではカロリーです。

3. タンパク質 [Protein]　皮膚や髪、骨、筋肉等を作ります。

SUPER FOOD FASTING
— PROGRAM 1 —

［食事］

ファスティング中に最も重要なプログラムとなる「食事」。朝・昼・夕の食事は、次の内容を意識していきましょう。

朝食
- スーパーフード（特に生のナッツやシードなど）
- 生の野菜や果物を使用したスムージー＆ジュース
- 海藻類

POINT 消化に負担がかかる食事を避け、生の野菜や果物の酵素、オメガ脂肪酸が含まれる軽めの食事を心がけましょう。

―――――

\\ 朝におすすめ！7つのレシピ //

for BREAKFAST

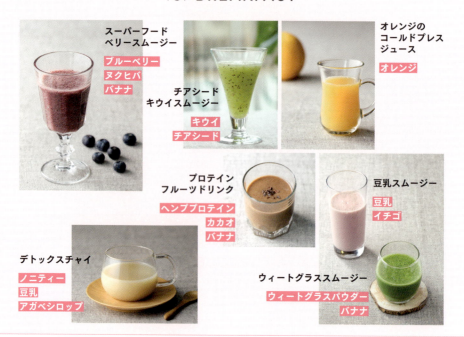

スーパーフードベリースムージー
ブルーベリー／ヌクヒバ／バナナ

チアシードキウイスムージー
キウイ／チアシード

オレンジのコールドプレスジュース
オレンジ

プロテインフルーツドリンク
ヘンププロテイン／カカオ／バナナ

豆乳スムージー
豆乳／イチゴ

デトックスチャイ
ノニティー／豆乳／アガベシロップ

ウィートグラススムージー
ウィートグラスパウダー／バナナ

―――――

Check 〈 注意したい食事 〉

☐ **糖質の高い食べ物**
例：揚げ物やファストフードなど

☐ **AGE**（終末糖化産物）※
※タンパク質と糖が加熱されてできた物質。毒性があり、老化を進める原因とされているもの。
P7[糖質の目安]とP98-105[糖質表]参照

☐ **炭水化物の摂り過ぎ**
いつもの"半分量"＆昼食の時間に

☐ **カロリーの高い市販のジュースや清涼飲料**
摂るなら酵素たっぷりの生ジュースorスムージーを

☐ **偏った間食**
量や頻度、内容に気をつけましょう

昼食

- スーパーフード
- 野菜類、豆類、海藻類、卵類
- 低糖質の魚貝類や肉類
- 炭水化物（半分の量）

POINT しっかり食事を摂ってよい昼。栄養バランスと低糖質を意識した食事を摂りましょう。

夜食

- スーパーフード
- 野菜類、豆類、海藻類、卵類
- 低糖質の肉類や魚貝類等

POINT 炭水化物は避け、低糖質の食事を意識しましょう。夕食は、遅くとも21時までに済ませましょう。

\\ 低糖質なのに食べごたえあり！ //

for LUNCH & DINNER

フレッシュトマトパスタ
- ミニトマト
- 低糖質パスタ

ベジそうめん
- そうめん
- めんつゆ
- 長ねぎ

低糖質トマト冷麺
- トマト
- しらたき
- パセリ
- パプリカ
- レモン汁
- 塩

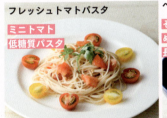

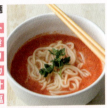

アボカドボウル
- アボカド
- 大葉
- きざみ海苔

ベジ麻婆豆腐
- 豆腐
- 小ねぎ

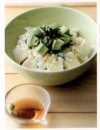

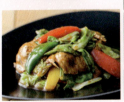

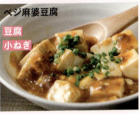

ベジミート野菜炒め
- ベジミート
- ピーマン
- キャベツ
- 人参

酵素玄米ボウル
- 納豆
- オクラ
- パプリカ
- パセリ

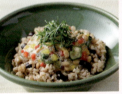

+Conbination

生ナッツ　　野菜サラダ

\\ 甘いものが食べたいとき //

for TEATIME

ティータイムやおやつなどの間食も、[酵素]が摂れて[低糖質]なものを意識しましょう。その他、おすすめスイーツはP107参照

ローチョコレートアイスクリーム
- アボカド
- カカオパウダー
- アガベシロップ

ローチョコレート

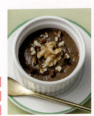

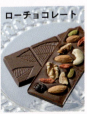

SUPER FOOD FASTING
─ PROGRAM 2 ─

［運動］

ファスティング中にオススメの3つの「運動」プログラムをご紹介します。体の代謝を高め、エネルギー変換をしやすい体を目指しましょう。

プランク1

1. 腕立て伏せの姿勢をとり、両手両足は肩幅に開く
2. ひじとつま先の4点に重点を置き、ひじから手首にかけては補助的に体を支え、背中のラインは、まっすぐになるように意識する
3. この姿勢を60秒間キープする

目安
1日1分

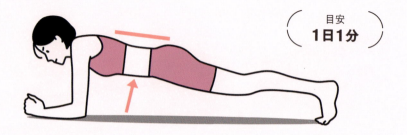

POINT きつくてお腹がプルプル震えても、息をとめずに自然に呼吸をしましょう
姿勢を維持できない場合は、ひじから手首までの全体で支えましょう

プランク2

1. 横向きの姿勢で片方のひじとひざの外側で体を支える
2. 体の内側で直角三角形をつくり、この姿勢を30秒間キープする
3. 左右2〜3セット行う

目安
1日2分

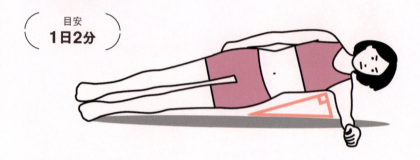

POINT 腕は90度に開き、胴体は真っ直ぐの姿勢を意識しましょう
内側の側筋に力を入れるイメージで姿勢をキープしましょう

痩せやすい体を作るために、代謝を高める習慣を！

体の代謝が低いと、食べたものがエネルギー変換されにくく、太りやすい体になります。日頃から代謝を高めるために、移動時には電車や車ではなく徒歩や自転車にしたり、**ストレッチや入浴方法を工夫**するなど、軽く汗をかくくらい**体が温まる時間**を日常的に取り入れましょう。

スクワット

1. 両足を肩幅に開き、手を頭の上に伸ばした状態でひじを曲げながら脇をしめるように腕をおろし、同時にひざを曲げながら腰を下ろす
2. 腕を上げてひざを伸ばし、1の姿勢にもどす
3. 1〜2を20セット以上行う

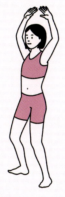
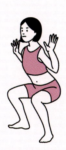

目安 **1日約3分**

POINT
股関節と肩甲骨を動かすことを心がけてください

忙しい人、運動が苦手な人に

振動マシン

◎気になる部位に力を入れ、振動させることで負荷をかけ、そのポーズを保持することでインナーマッスルが鍛えられる振動マシン
◎マッサージ効果が得られ、「ながら運動」ができるので、運動が苦手な方も気軽に取り入れられます

目安 **1日10分**

POINT
腹筋や太ももなど、大きな筋肉に力を入れることを意識しましょう。10分1セットが目安。

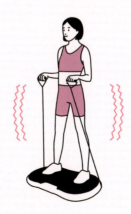

振動マシンはP110参照

SUPER FOOD FASTING
MY DATA

測定日時 ＿＿＿／＿＿＿（＿＿＿）

身長	体重	BMI
cm	kg	%

	結果				標準			
バスト			cm				cm	
ウエスト			cm				cm	
ヒップ			cm				cm	
二の腕	左	cm	右	cm	左	cm	右	cm
太もも	左	cm	右	cm	左	cm	右	cm
ふくらはぎ	左	cm	右	cm	左	cm	右	cm

体組成計（P110参照）をお持ちの方は記入

	結果	標準
体内年齢		
内臓脂肪レベル		
推定骨量		

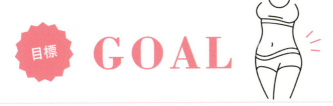

目標 GOAL

理想のボディー

理想のボディーになったらやりたいこと

Memo

SUPER FOOD FASTING
BODY WEIGHT & FAT GRAPH

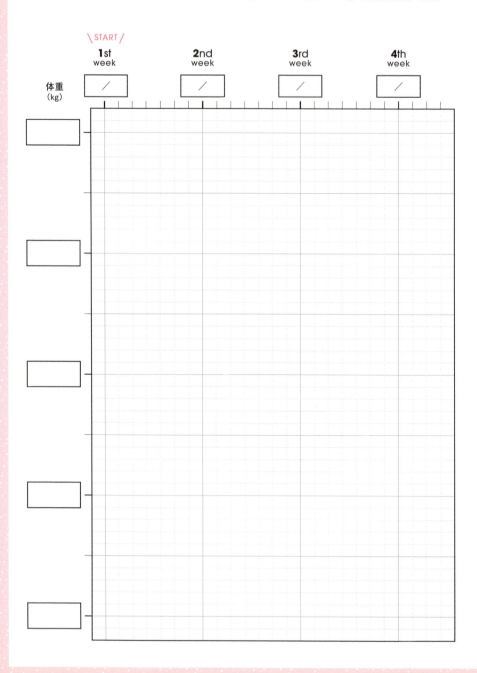

① 開始日をSTARTの下に記入し、グラフ左右上の枠内には現在の体重と体脂肪率を記入
② 体重は1kgずつ、体脂肪率は1%ずつ引いた数字をその下の枠内に記入
③ 決まった時間に計測した体重と体脂肪率を書き込み、線で繋いで折れ線グラフにして変化を確認
※体重と体脂肪率は、色やマークで区別しましょう。

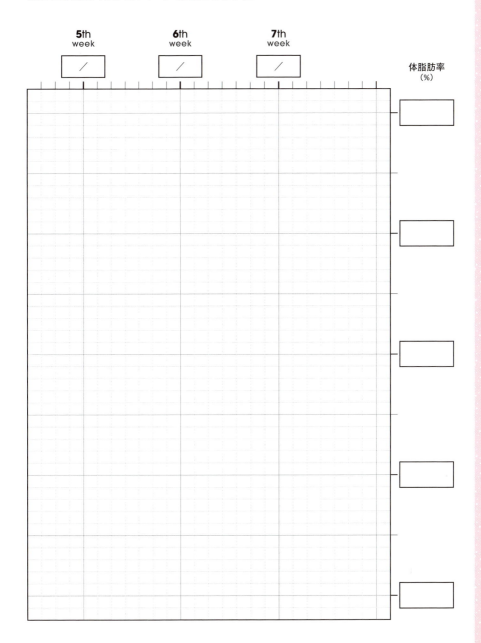

毎日続けて、めざせ！ 理想のボディー

ダイアリーをはじめる前に

 目標達成 & ファスティング成功 の

3つのポイント

POINT / 01　毎日「体重計に乗る」

体重計に乗るクセをつけよう！

変化が出るも出ないは、まずは計測から。
測った数字は、励みとモチベーションにも繋がります。

POINT / 02　毎日「鏡を見る」

理想を"モチベーション"に！

「あのモデルみたいなくびれがほしい」
「もっとボディラインがこうなれば……」
といった理想はファスティングを継続するための力に変換。

POINT / 03　プログラムはストレスフリーに継続！

**食事プログラムは
"食べてよいもの"にフォーカス！**

心身の健康のためには、ストレスを最小限に、
目標達成まで続けることが大切です。

POINT / 04　「メモ」の活用術

ちょっとした変化をメモするクセを！

外食や飲酒、寝不足、便秘……etc.
ちょっとした変化があるときは、メモを活用しましょう。
意外な体のサイクルや傾向が見えてくるかもしれません。

Let's Start!

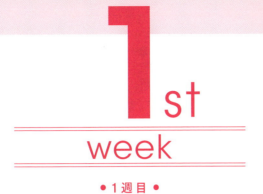

● 1週目 ●

／　（　）　〜　　／　（　）

目標体重　　　　　　　　　　kg

今週の目標

SUPER FOOD FASTING DIARY

1st week

／　（　）　起床時間　：　就寝時間　：

Weight 体重
☀ ___ kg
▼
🌙 ___ kg

Body Fat 体脂肪率
☀ ___ %
▼
🌙 ___ %

Body Mass Index BMI
☀ ___ %
▼
🌙 ___ %

体内年齢 ___

内臓脂肪 ___

推定骨量 ___

食事内容

朝 Breakfast	昼 Lunch	夜 Dinner
糖質量　　g	糖質量　　g	糖質量　　g

間食

運動
- ■ プランク1　　セット
- ■ プランク2　　セット
- ■ スクワット　　セット
- ■ 振動マシン　　セット

日記 Memo

SUPER FOOD FASTING DIARY

1st week

　　　／　　（　）　　起床時間　　：　　　就寝時間　　：

Weight 体重 | Body Fat 体脂肪率 | Body Mass Index BMI

☀ kg	☀ %	☀ %
▼	▼	▼
🌙 kg	🌙 %	🌙 %

体内年齢

内臓脂肪

推定骨量

食事内容

朝 Breakfast	昼 Lunch	夜 Dinner

糖質量　　g　　糖質量　　g　　糖質量　　g

間食

運動

- ■ プランク1　　セット
- ■ プランク2　　セット
- ■ スクワット　　セット
- ■ 振動マシン　　セット

日記 Memo

1st week

／　（　）　起床時間　：　就寝時間　：

Weight 体重 / Body Fat 体脂肪率 / Body Mass Index BMI

☀	kg	☀	%	☀	%
▼		▼		▼	
🌙	kg	🌙	%	🌙	%

体内年齢

内臓脂肪

推定骨量

食事内容

朝 Breakfast	昼 Lunch	夜 Dinner

糖質量　g　糖質量　g　糖質量　g

間食

運動

- ■ プランク1　　セット
- ■ プランク2　　セット
- ■ スクワット　　セット
- ■ 振動マシン　　セット

日記 Memo

SUPER FOOD FASTING DIARY

1st week

/ （ ） 起床時間 ： 就寝時間 ：

Weight 体重 | Body Fat 体脂肪率 | Body Mass Index BMI | 体内年齢

☀ kg | ☀ % | ☀ % |

▼ | ▼ | ▼ | 内臓脂肪

☾ kg | ☾ % | ☾ % | 推定骨量

食事内容

朝 Breakfast	昼 Lunch	夜 Dinner

糖質量 g | 糖質量 g | 糖質量 g

間食

運動

- ■ プランク1　　セット
- ■ プランク2　　セット
- ■ スクワット　　セット
- ■ 振動マシン　　セット

日記 Memo

1st week

/ （ ）　　起床時間　：　　就寝時間　：

Weight 体重 / Body Fat 体脂肪率 / Body Mass Index BMI

☀	kg	☀	%	☀	%
🌙	kg	🌙	%	🌙	%

体内年齢

内臓脂肪

推定骨量

食事内容

朝 Breakfast	昼 Lunch	夜 Dinner

糖質量　　　g　　糖質量　　　g　　糖質量　　　g

間食

運動

- ■ プランク1　　セット
- ■ プランク2　　セット
- ■ スクワット　　セット
- ■ 振動マシン　　セット

日記 Memo

SUPER FOOD FASTING DIARY

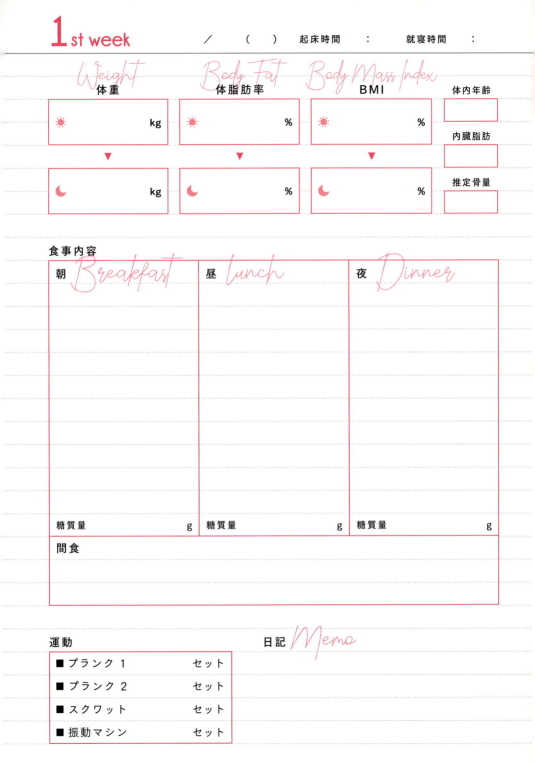

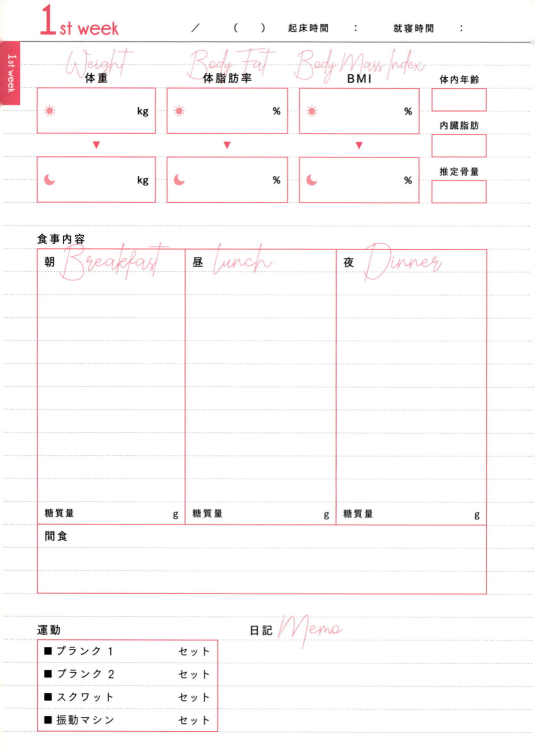

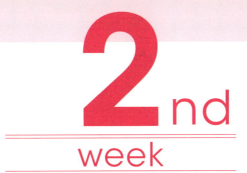

● 2週目 ●

／　（　）　〜　　／　（　）

| 目標体重 | kg |

今週の目標

先週のふりかえり

SUPER FOOD FASTING DIARY

2nd week Weight

/ （ ） 起床時間　：　　就寝時間　：

Weight 体重
☀　　　kg
🌙　　　kg

Body Fat 体脂肪率
☀　　　%
🌙　　　%

Body Mass Index BMI
☀　　　%
🌙　　　%

体内年齢

内臓脂肪

推定骨量

食事内容

朝 Breakfast
糖質量　　　g

昼 Lunch
糖質量　　　g

夜 Dinner
糖質量　　　g

間食

運動
- ■ プランク1　　　セット
- ■ プランク2　　　セット
- ■ スクワット　　　セット
- ■ 振動マシン　　　セット

日記 Memo

SUPER FOOD FASTING DIARY

2nd week

/　（　）　起床時間　：　　就寝時間　：

Weight 体重
☀ 　　　kg
▼
☾ 　　　kg

Body Fat 体脂肪率
☀ 　　　%
▼
☾ 　　　%

Body Mass Index BMI
☀ 　　　%
▼
☾ 　　　%

体内年齢

内臓脂肪

推定骨量

食事内容

朝 Breakfast	昼 Lunch	夜 Dinner
糖質量　　g	糖質量　　g	糖質量　　g

間食

運動
- ■ プランク1　　セット
- ■ プランク2　　セット
- ■ スクワット　　セット
- ■ 振動マシン　　セット

日記 Memo

2nd week

／　（　）　起床時間　：　就寝時間　：

Weight 体重 | Body Fat 体脂肪率 | Body Mass Index BMI | 体内年齢

☀ kg | ☀ % | ☀ % |

▼ | ▼ | ▼ | 内臓脂肪

☾ kg | ☾ % | ☾ % | 推定骨量

食事内容

朝 Breakfast	昼 Lunch	夜 Dinner
糖質量　　　g	糖質量　　　g	糖質量　　　g

間食

運動

- ■ プランク1　　セット
- ■ プランク2　　セット
- ■ スクワット　　セット
- ■ 振動マシン　　セット

日記 Memo

SUPER FOOD FASTING DIARY

2nd week

　　　　／　　（　　）　　起床時間　　：　　　　就寝時間　　：

Weight 体重 / Body Fat 体脂肪率 / Body Mass Index BMI

	体重	体脂肪率	BMI
☀	kg	%	%
🌙	kg	%	%

体内年齢

内臓脂肪

推定骨量

食事内容

朝 Breakfast	昼 Lunch	夜 Dinner
糖質量　　　g	糖質量　　　g	糖質量　　　g

間食

運動

- ■ プランク1　　セット
- ■ プランク2　　セット
- ■ スクワット　　セット
- ■ 振動マシン　　セット

日記 Memo

2nd week

　　　　／　　（　）　　起床時間　　：　　就寝時間　　：

Weight 体重 | Body Fat 体脂肪率 | Body Mass Index BMI

☀ kg	☀ %	☀ %	体内年齢
▼	▼	▼	内臓脂肪
☾ kg	☾ %	☾ %	推定骨量

食事内容

朝 Breakfast	昼 Lunch	夜 Dinner
糖質量　　g	糖質量　　g	糖質量　　g

間食

運動

- ■ プランク1　　セット
- ■ プランク2　　セット
- ■ スクワット　　セット
- ■ 振動マシン　　セット

日記 Memo

SUPER FOOD FASTING DIARY

2nd week

／　（　）　　起床時間　：　　就寝時間　：

Weight 体重 / Body Fat 体脂肪率 / Body Mass Index BMI

☀	kg	☀	%	☀	%
▼		▼		▼	
🌙	kg	🌙	%	🌙	%

体内年齢

内臓脂肪

推定骨量

食事内容

朝 Breakfast	昼 Lunch	夜 Dinner

糖質量　g　糖質量　g　糖質量　g

間食

運動

■ プランク1	セット
■ プランク2	セット
■ スクワット	セット
■ 振動マシン	セット

日記 Memo

2nd week / （ ） 起床時間 ： 就寝時間 ：

Weight 体重
☀ ___ kg
▼
🌙 ___ kg

Body Fat 体脂肪率
☀ ___ %
▼
🌙 ___ %

Body Mass Index BMI
☀ ___ %
▼
🌙 ___ %

体内年齢

内臓脂肪

推定骨量

食事内容

朝 Breakfast	昼 Lunch	夜 Dinner
糖質量 g	糖質量 g	糖質量 g

間食

運動
- ■ プランク1　　セット
- ■ プランク2　　セット
- ■ スクワット　　セット
- ■ 振動マシン　　セット

日記 Memo

SUPER FOOD FASTING DIARY

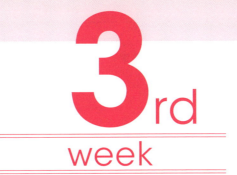

● 3週目 ●

／　（　）　〜　　／　（　）

目標体重　　　　　　　　kg

今週の目標

先週のふりかえり

SUPER FOOD FASTING DIARY

3rd week

/　（　）　起床時間　：　　就寝時間　：

Weight 体重 | Body Fat 体脂肪率 | Body Mass Index BMI

☀ ___ kg　　☀ ___ %　　☀ ___ %

体内年齢 ___

🌙 ___ kg　　🌙 ___ %　　🌙 ___ %

内臓脂肪 ___

推定骨量 ___

食事内容

朝 Breakfast	昼 Lunch	夜 Dinner

糖質量 ___ g　　糖質量 ___ g　　糖質量 ___ g

間食

運動

- ■ プランク1　___ セット
- ■ プランク2　___ セット
- ■ スクワット　___ セット
- ■ 振動マシン　___ セット

日記 Memo

SUPER FOOD FASTING DIARY

# 3rd week　　　／　（　）　起床時間　：　　就寝時間　：

Weight 体重 / Body Fat 体脂肪率 / Body Mass Index BMI

☀ ___ kg　　☀ ___ %　　☀ ___ %　　体内年齢 ___

🌙 ___ kg　　🌙 ___ %　　🌙 ___ %　　内臓脂肪 ___

　　　　　　　　　　　　　　　　　　　　　　　　推定骨量 ___

食事内容

朝 Breakfast	昼 Lunch	夜 Dinner

糖質量 ___ g　　糖質量 ___ g　　糖質量 ___ g

間食

運動

- ■ プランク1　　セット
- ■ プランク2　　セット
- ■ スクワット　　セット
- ■ 振動マシン　　セット

日記 Memo

3rd week

/ （ ）　起床時間　：　　就寝時間　：

Weight 体重 | Body Fat 体脂肪率 | Body Mass Index BMI | 体内年齢

☀ ___ kg | ☀ ___ % | ☀ ___ % | ___

▼ | ▼ | ▼ | 内臓脂肪 ___

☾ ___ kg | ☾ ___ % | ☾ ___ % | 推定骨量 ___

食事内容

朝 Breakfast	昼 Lunch	夜 Dinner

糖質量 ___ g　　糖質量 ___ g　　糖質量 ___ g

間食

運動

- ■ プランク１　　セット
- ■ プランク２　　セット
- ■ スクワット　　セット
- ■ 振動マシン　　セット

日記 Memo

SUPER FOOD FASTING DIARY

3rd week　　　　/　（　）　　起床時間　　：　　就寝時間　　：

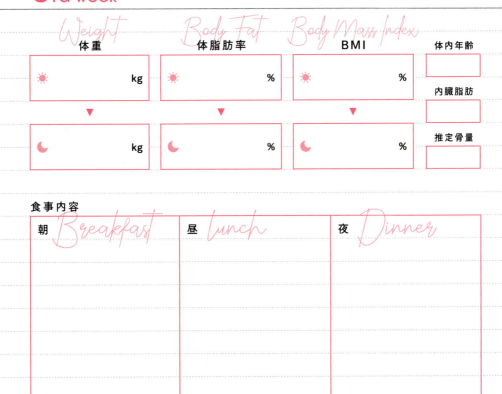

Weight 体重 / Body Fat 体脂肪率 / Body Mass Index BMI

体内年齢
内臓脂肪
推定骨量

食事内容

朝 Breakfast／昼 Lunch／夜 Dinner

糖質量　g　　糖質量　g　　糖質量　g

間食

運動

- ■ プランク1　　セット
- ■ プランク2　　セット
- ■ スクワット　　セット
- ■ 振動マシン　　セット

日記 Memo

3rd week

/ （ ）　起床時間　：　　就寝時間　：

Weight 体重　　Body Fat 体脂肪率　　Body Mass Index BMI

☀ ___ kg　☀ ___ %　☀ ___ %　体内年齢 ___

▼　　▼　　▼　　内臓脂肪 ___

☾ ___ kg　☾ ___ %　☾ ___ %　推定骨量 ___

食事内容

朝 Breakfast	昼 Lunch	夜 Dinner
糖質量 ___ g	糖質量 ___ g	糖質量 ___ g

間食

運動

- ■ プランク1　___ セット
- ■ プランク2　___ セット
- ■ スクワット　___ セット
- ■ 振動マシン　___ セット

日記 Memo

SUPER FOOD FASTING DIARY

3rd week

／　（　）　起床時間　：　　就寝時間　：

Weight 体重 / Body Fat 体脂肪率 / Body Mass Index BMI

Weight 体重	Body Fat 体脂肪率	Body Mass Index BMI	体内年齢
☀ kg	☀ %	☀ %	
▼	▼	▼	内臓脂肪
☾ kg	☾ %	☾ %	推定骨量

食事内容

朝 Breakfast	昼 Lunch	夜 Dinner
糖質量　　g	糖質量　　g	糖質量　　g

間食

運動

- ■ プランク１　　セット
- ■ プランク２　　セット
- ■ スクワット　　セット
- ■ 振動マシン　　セット

日記 Memo

3rd week

/ （ ） 起床時間 ： 就寝時間 ：

Weight 体重 / *Body Fat* 体脂肪率 / *Body Mass Index* BMI / 体内年齢 / 内臓脂肪 / 推定骨量

	kg		%		%
☀		☀		☀	
▼		▼		▼	
☾	kg	☾	%	☾	%

食事内容

朝 *Breakfast*	昼 *Lunch*	夜 *Dinner*
糖質量　　　g	糖質量　　　g	糖質量　　　g

間食

運動

- ■ プランク1　　セット
- ■ プランク2　　セット
- ■ スクワット　　セット
- ■ 振動マシン　　セット

日記 *Memo*

SUPER FOOD FASTING DIARY

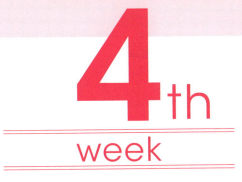

• 4週目 •

／　（　）　〜　／　（　）

目標体重　　　　　　　　kg

今週の目標

先週のふりかえり

SUPER FOOD FASTING DIARY

4th week

/ ( ) 起床時間 :   就寝時間 :

Weight 体重 / Body Fat 体脂肪率 / Body Mass Index BMI

☀ ___ kg	☀ ___ %	☀ ___ %	体内年齢 ___
▼	▼	▼	内臓脂肪 ___
☾ ___ kg	☾ ___ %	☾ ___ %	推定骨量 ___

食事内容

朝 Breakfast	昼 Lunch	夜 Dinner
糖質量 ___ g	糖質量 ___ g	糖質量 ___ g

間食

運動

- ■ プランク 1 ___ セット
- ■ プランク 2 ___ セット
- ■ スクワット ___ セット
- ■ 振動マシン ___ セット

日記 Memo

SUPER FOOD FASTING DIARY

4th week

／　（　）　起床時間　：　　就寝時間　：

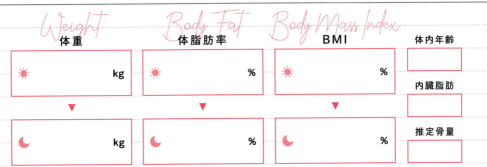

Weight 体重	Body Fat 体脂肪率	Body Mass Index BMI	体内年齢
☀ kg	☀ %	☀ %	
▼	▼	▼	内臓脂肪
🌙 kg	🌙 %	🌙 %	推定骨量

食事内容

朝 Breakfast	昼 Lunch	夜 Dinner
糖質量　　　g	糖質量　　　g	糖質量　　　g

間食

運動

- ■ プランク1　　セット
- ■ プランク2　　セット
- ■ スクワット　　セット
- ■ 振動マシン　　セット

日記 Memo

4th week

／　（　）　　起床時間　：　　就寝時間　：

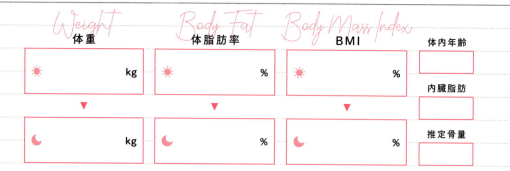

食事内容

朝 Breakfast	昼 Lunch	夜 Dinner
糖質量　　　g	糖質量　　　g	糖質量　　　g

間食

運動

- ■ プランク 1　　　セット
- ■ プランク 2　　　セット
- ■ スクワット　　　セット
- ■ 振動マシン　　　セット

日記 Memo

SUPER FOOD FASTING DIARY

4th week

／　（　）　起床時間　　：　　就寝時間　　：

Weight 体重 / Body Fat 体脂肪率 / Body Mass Index BMI

	kg		%		%

▼ ▼ ▼

	kg		%		%

体内年齢

内臓脂肪

推定骨量

食事内容

朝 Breakfast	昼 Lunch	夜 Dinner
糖質量　　　　g	糖質量　　　　g	糖質量　　　　g

間食

運動

- ■ プランク1　　セット
- ■ プランク2　　セット
- ■ スクワット　　セット
- ■ 振動マシン　　セット

日記 Memo

4th week

／　（　）　　起床時間　：　　就寝時間　：

Weight 体重 | *Body Fat* 体脂肪率 | *Body Mass Index* BMI | 体内年齢

☀ ___ kg | ☀ ___ % | ☀ ___ % | ___

▼ | ▼ | ▼ | 内臓脂肪 ___

☾ ___ kg | ☾ ___ % | ☾ ___ % | 推定骨量 ___

食事内容

朝 *Breakfast*	昼 *Lunch*	夜 *Dinner*
糖質量　　g	糖質量　　g	糖質量　　g

間食

運動

- ■ プランク1　　セット
- ■ プランク2　　セット
- ■ スクワット　　セット
- ■ 振動マシン　　セット

日記 *Memo*

SUPER FOOD FASTING DIARY

4th week

／　（　）　起床時間　：　就寝時間　：

Weight 体重 | Body Fat 体脂肪率 | Body Mass Index BMI

☀ kg	☀ %	☀ %	体内年齢
▼	▼	▼	内臓脂肪
☾ kg	☾ %	☾ %	推定骨量

食事内容

朝 Breakfast	昼 Lunch	夜 Dinner
糖質量　　　g	糖質量　　　g	糖質量　　　g

間食

運動

- ■ プランク1　　セット
- ■ プランク2　　セット
- ■ スクワット　　セット
- ■ 振動マシン　　セット

日記 Memo

4th week

　　　　／　　（　）　　起床時間　　：　　　就寝時間　　：

Weight 体重 / Body Fat 体脂肪率 / Body Mass Index BMI

☀	kg	☀	%	☀	%	体内年齢
▼		▼		▼		内臓脂肪
🌙	kg	🌙	%	🌙	%	推定骨量

食事内容

朝 Breakfast	昼 Lunch	夜 Dinner
糖質量　　g	糖質量　　g	糖質量　　g

間食

運動

- ■ プランク1　　セット
- ■ プランク2　　セット
- ■ スクワット　　セット
- ■ 振動マシン　　セット

日記 Memo

SUPER FOOD FASTING DIARY

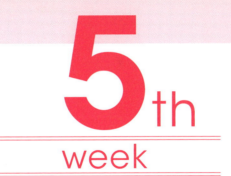

● 5週目 ●

／ （ ） ～ ／ （ ）

目標体重　　　　　　　　　　　kg

今週の目標

先週のふりかえり

SUPER FOOD FASTING DIARY

5th week

／　（　）　起床時間　：　就寝時間　：

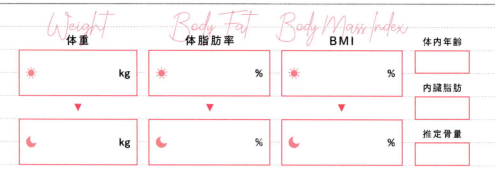

Weight 体重	Body Fat 体脂肪率	Body Mass Index BMI	体内年齢
☀ kg	☀ %	☀ %	
▼	▼	▼	内臓脂肪
☾ kg	☾ %	☾ %	推定骨量

食事内容

朝 Breakfast	昼 Lunch	夜 Dinner
糖質量　　　g	糖質量　　　g	糖質量　　　g

間食

運動

- ■ プランク１　　セット
- ■ プランク２　　セット
- ■ スクワット　　セット
- ■ 振動マシン　　セット

日記 Memo

SUPER FOOD FASTING DIARY

5th week

／　（　）　起床時間　：　就寝時間　：

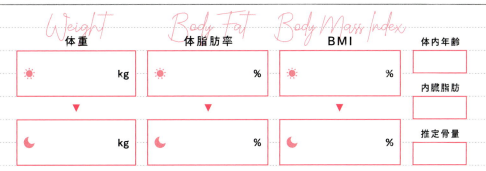

Weight 体重
☀ _____ kg
▼
🌙 _____ kg

Body Fat 体脂肪率
☀ _____ %
▼
🌙 _____ %

Body Mass Index BMI
☀ _____ %
▼
🌙 _____ %

体内年齢 _____

内臓脂肪 _____

推定骨量 _____

食事内容

朝 Breakfast	昼 Lunch	夜 Dinner
糖質量　　　g	糖質量　　　g	糖質量　　　g

間食

運動

- ■ プランク 1　　セット
- ■ プランク 2　　セット
- ■ スクワット　　セット
- ■ 振動マシン　　セット

日記 Memo

5th week

/ （ ）　起床時間　：　　就寝時間　：

Weight 体重 / Body Fat 体脂肪率 / Body Mass Index BMI

☀	kg	☀	%	☀	%
🌙	kg	🌙	%	🌙	%

体内年齢

内臓脂肪

推定骨量

食事内容

朝 Breakfast	昼 Lunch	夜 Dinner
糖質量　　g	糖質量　　g	糖質量　　g

間食

運動

- ■ プランク1　　セット
- ■ プランク2　　セット
- ■ スクワット　　セット
- ■ 振動マシン　　セット

日記 Memo

5th week

　　　／　　（　）　　起床時間　　：　　　就寝時間　　：

Weight 体重 / Body Fat 体脂肪率 / Body Mass Index BMI

☀ kg	☀ %	☀ %	体内年齢
▼	▼	▼	内臓脂肪
🌙 kg	🌙 %	🌙 %	推定骨量

食事内容

朝 Breakfast	昼 Lunch	夜 Dinner
糖質量　　　g	糖質量　　　g	糖質量　　　g

間食

運動

- ■ プランク1　　セット
- ■ プランク2　　セット
- ■ スクワット　　セット
- ■ 振動マシン　　セット

日記 Memo

5th week

／　（　）　起床時間　：　　就寝時間　：

Weight 体重 / Body Fat 体脂肪率 / Body Mass Index BMI

	☀	▼	☽
体重	kg		kg
体脂肪率	%		%
BMI	%		%

体内年齢

内臓脂肪

推定骨量

食事内容

朝 Breakfast	昼 Lunch	夜 Dinner
糖質量　　　g	糖質量　　　g	糖質量　　　g

間食

運動
- ■ プランク 1　　セット
- ■ プランク 2　　セット
- ■ スクワット　　セット
- ■ 振動マシン　　セット

日記 Memo

SUPER FOOD FASTING DIARY

5th week

／　（　）　起床時間　：　　就寝時間　：

Weight 体重 | Body Fat 体脂肪率 | Body Mass Index BMI | 体内年齢

☀ kg | ☀ % | ☀ %

▼ | ▼ | ▼

☾ kg | ☾ % | ☾ %

内臓脂肪

推定骨量

食事内容

朝 Breakfast	昼 Lunch	夜 Dinner
糖質量　　g	糖質量　　g	糖質量　　g

間食

運動

- ■ プランク1　　セット
- ■ プランク2　　セット
- ■ スクワット　　セット
- ■ 振動マシン　　セット

日記 Memo

5th week

　　　　　／　　（　）　　起床時間　：　　就寝時間　：

Weight 体重 | Body Fat 体脂肪率 | Body Mass Index BMI

☀ kg	☀ %	☀ %	体内年齢
▼	▼	▼	内臓脂肪
☾ kg	☾ %	☾ %	推定骨量

食事内容

朝 Breakfast	昼 Lunch	夜 Dinner

糖質量　　　g　　糖質量　　　g　　糖質量　　　g

間食

運動

- ■ プランク1　　セット
- ■ プランク2　　セット
- ■ スクワット　　セット
- ■ 振動マシン　　セット

日記 Memo

SUPER FOOD FASTING DIARY

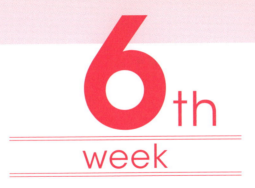

6th week

● 6週目 ●

／　（　）　～　　／　（　）

| 目標体重 | kg |

今週の目標

先週のふりかえり

SUPER FOOD FASTING DIARY

6th week

／　（　）　起床時間　：　就寝時間　：

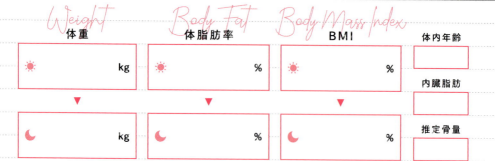

Weight 体重	Body Fat 体脂肪率	Body Mass Index BMI	体内年齢
☀ kg	☀ %	☀ %	
▼	▼	▼	内臓脂肪
☾ kg	☾ %	☾ %	推定骨量

食事内容

朝 Breakfast	昼 Lunch	夜 Dinner
糖質量　　　g	糖質量　　　g	糖質量　　　g

間食

運動

- ■ プランク1　　セット
- ■ プランク2　　セット
- ■ スクワット　　セット
- ■ 振動マシン　　セット

日記 Memo

SUPER FOOD FASTING DIARY

6th week

／　（　）　起床時間　：　　就寝時間　：

Weight 体重 / Body Fat 体脂肪率 / Body Mass Index BMI

体重	体脂肪率	BMI	体内年齢
☀ kg	☀ %	☀ %	
▼	▼	▼	内臓脂肪
🌙 kg	🌙 %	🌙 %	推定骨量

食事内容

朝 Breakfast	昼 Lunch	夜 Dinner
糖質量　　g	糖質量　　g	糖質量　　g

間食

運動

- ■ プランク 1 　　セット
- ■ プランク 2 　　セット
- ■ スクワット 　　セット
- ■ 振動マシン 　　セット

日記 Memo

6th week

／　（　）　起床時間　：　　就寝時間　：

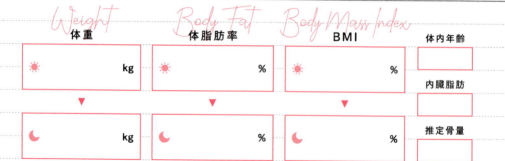

Weight 体重	Body Fat 体脂肪率	Body Mass Index BMI	体内年齢
☀ kg	☀ %	☀ %	
▼	▼	▼	内臓脂肪
☾ kg	☾ %	☾ %	推定骨量

食事内容

朝 Breakfast	昼 Lunch	夜 Dinner
糖質量　　　g	糖質量　　　g	糖質量　　　g

間食

運動

- ■ プランク1　　セット
- ■ プランク2　　セット
- ■ スクワット　　セット
- ■ 振動マシン　　セット

日記 Memo

SUPER FOOD FASTING DIARY

6th week

　　　　　　　　／　　（　）　　起床時間　　：　　　就寝時間　　：

Weight 体重 / Body Fat 体脂肪率 / Body Mass Index BMI

	体重	体脂肪率	BMI	体内年齢
☀	kg	%	%	
☾	kg	%	%	

内臓脂肪

推定骨量

食事内容

朝 Breakfast	昼 Lunch	夜 Dinner

糖質量　　g　　糖質量　　g　　糖質量　　g

間食

運動

- ■ プランク1　　セット
- ■ プランク2　　セット
- ■ スクワット　　セット
- ■ 振動マシン　　セット

日記 Memo

6th week

／　（　）　　起床時間　：　　就寝時間　：

Weight 体重
☀ ___ kg
▼
🌙 ___ kg

Body Fat 体脂肪率
☀ ___ %
▼
🌙 ___ %

Body Mass Index BMI
☀ ___ %
▼
🌙 ___ %

体内年齢 ___
内臓脂肪 ___
推定骨量 ___

食事内容

朝 Breakfast	昼 Lunch	夜 Dinner
糖質量 ___ g	糖質量 ___ g	糖質量 ___ g

間食

運動
- ■ プランク1　　セット
- ■ プランク2　　セット
- ■ スクワット　　セット
- ■ 振動マシン　　セット

日記 Memo

SUPER FOOD FASTING DIARY

6th week

/ (　) 起床時間　　：　　就寝時間　　：

Weight 体重
☀ 　　　kg
▼
🌙 　　　kg

Body Fat 体脂肪率
☀ 　　　%
▼
🌙 　　　%

Body Mass Index BMI
☀ 　　　%
▼
🌙 　　　%

体内年齢

内臓脂肪

推定骨量

食事内容

朝 Breakfast	昼 Lunch	夜 Dinner
糖質量　　　g	糖質量　　　g	糖質量　　　g

間食

日記 Memo

運動
- ■ プランク 1　　セット
- ■ プランク 2　　セット
- ■ スクワット　　セット
- ■ 振動マシン　　セット

6th week

/ (　)　　起床時間　：　　就寝時間　：

Weight 体重 | Body Fat 体脂肪率 | Body Mass Index BMI

☀ ___ kg　　☀ ___ %　　☀ ___ %　　体内年齢 ___

▼　　　　　　▼　　　　　　▼　　　　　　内臓脂肪 ___

☾ ___ kg　　☾ ___ %　　☾ ___ %　　推定骨量 ___

食事内容

朝 Breakfast	昼 Lunch	夜 Dinner

糖質量 ___ g　　糖質量 ___ g　　糖質量 ___ g

間食

運動
- ■ プランク1　　　セット
- ■ プランク2　　　セット
- ■ スクワット　　　セット
- ■ 振動マシン　　　セット

日記 Memo

SUPER FOOD FASTING DIARY

7th week

● 7週目 ●

／　（　）　〜　　／　（　）

目標体重　　　　　　　　　kg

今週の目標

先週のふりかえり

SUPER FOOD FASTING DIARY

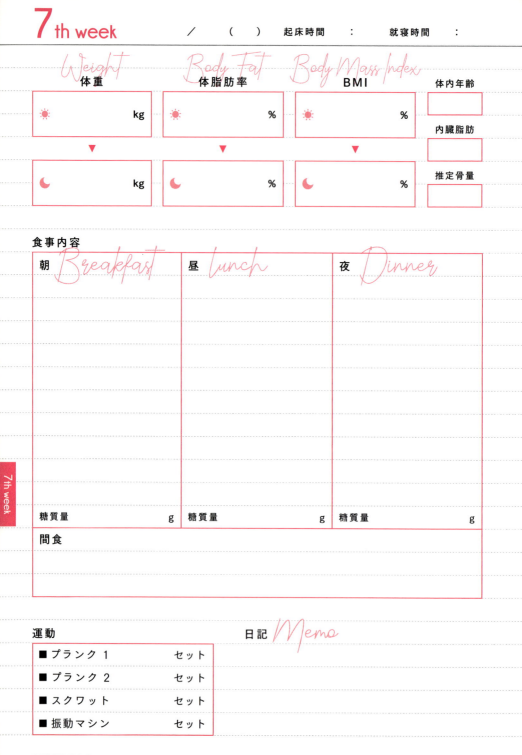

7th week

/ ( )   起床時間 :   就寝時間 :

Weight 体重
☀ ___ kg
▼
🌙 ___ kg

Body Fat 体脂肪率
☀ ___ %
▼
🌙 ___ %

Body Mass Index BMI
☀ ___ %
▼
🌙 ___ %

体内年齢 ___

内臓脂肪 ___

推定骨量 ___

食事内容

朝 Breakfast	昼 Lunch	夜 Dinner
糖質量 ___ g	糖質量 ___ g	糖質量 ___ g

間食

運動
- ■ プランク1   セット
- ■ プランク2   セット
- ■ スクワット   セット
- ■ 振動マシン   セット

日記 Memo

7th week

／　（　　）　　起床時間　　：　　　就寝時間　　：

Weight 体重 | Body Fat 体脂肪率 | Body Mass Index BMI

☀ ___ kg　　☀ ___ %　　☀ ___ %　　体内年齢 ___

▼　　　　　▼　　　　　▼　　　　　　内臓脂肪 ___

☾ ___ kg　　☾ ___ %　　☾ ___ %　　推定骨量 ___

食事内容

朝 Breakfast	昼 Lunch	夜 Dinner
糖質量　　　g	糖質量　　　g	糖質量　　　g

間食

運動

- ■ プランク1　　セット
- ■ プランク2　　セット
- ■ スクワット　　セット
- ■ 振動マシン　　セット

日記 Memo

SUPER FOOD FASTING DIARY

7th week

　　　　　　　／　　（　　）　　起床時間　：　　就寝時間　：

Weight 体重 / Body Fat 体脂肪率 / Body Mass Index BMI

	体重 (kg)	体脂肪率 (%)	BMI (%)
☀			
☾			

体内年齢

内臓脂肪

推定骨量

食事内容

朝 Breakfast	昼 Lunch	夜 Dinner
糖質量　　g	糖質量　　g	糖質量　　g

間食

運動

- ■ プランク1　　セット
- ■ プランク2　　セット
- ■ スクワット　　セット
- ■ 振動マシン　　セット

日記 Memo

7th week

/ (　) 起床時間　：　就寝時間　：

Weight
体重
☀ 　　　kg
▼
☾ 　　　kg

Body Fat
体脂肪率
☀ 　　　%
▼
☾ 　　　%

Body Mass Index
BMI
☀ 　　　%
▼
☾ 　　　%

体内年齢

内臓脂肪

推定骨量

食事内容

朝 Breakfast	昼 Lunch	夜 Dinner
糖質量　　　g	糖質量　　　g	糖質量　　　g

間食

運動
- ■ プランク1　　セット
- ■ プランク2　　セット
- ■ スクワット　　セット
- ■ 振動マシン　　セット

日記 Memo

SUPER FOOD FASTING DIARY

7th week

/ （ ）　起床時間　：　就寝時間　：

Weight 体重 | Body Fat 体脂肪率 | Body Mass Index BMI | 体内年齢

☀ _____ kg | ☀ _____ % | ☀ _____ % |

内臓脂肪

🌙 _____ kg | 🌙 _____ % | 🌙 _____ % |

推定骨量

食事内容

朝 Breakfast	昼 Lunch	夜 Dinner

糖質量 _____ g　　糖質量 _____ g　　糖質量 _____ g

間食

運動

- ■ プランク1　　セット
- ■ プランク2　　セット
- ■ スクワット　　セット
- ■ 振動マシン　　セット

日記 Memo

7th week

/ (　) 起床時間　：　　就寝時間　：

Weight 体重 | Body Fat 体脂肪率 | Body Mass Index BMI | 体内年齢

☀ ___ kg | ☀ ___ % | ☀ ___ %

▼ | ▼ | ▼

☾ ___ kg | ☾ ___ % | ☾ ___ %

内臓脂肪

推定骨量

食事内容

朝 Breakfast	昼 Lunch	夜 Dinner

糖質量 ___ g　糖質量 ___ g　糖質量 ___ g

間食

運動

- ■ プランク1　　セット
- ■ プランク2　　セット
- ■ スクワット　　セット
- ■ 振動マシン　　セット

日記 Memo

SUPER FOOD FASTING DIARY

8th week

● 8週目 ●

／　（　）　〜　／　（　）

| 目標体重 | kg |

今週の目標

先週のふりかえり

SUPER FOOD FASTING DIARY

8th week

　　　／　（　）　　起床時間　：　　就寝時間　：

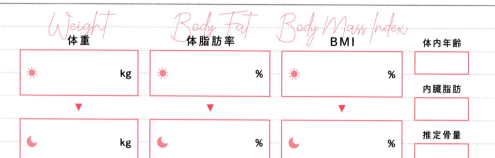

Weight 体重	Body Fat 体脂肪率	Body Mass Index BMI	体内年齢
☀ kg	☀ %	☀ %	
▼	▼	▼	内臓脂肪
☾ kg	☾ %	☾ %	推定骨量

食事内容

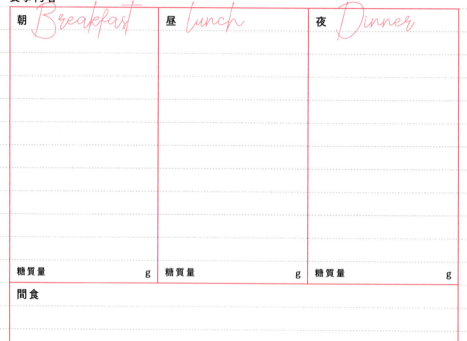

朝 Breakfast	昼 Lunch	夜 Dinner
糖質量　　g	糖質量　　g	糖質量　　g

間食

運動

- ■ プランク1　　　セット
- ■ プランク2　　　セット
- ■ スクワット　　　セット
- ■ 振動マシン　　　セット

日記 Memo

SUPER FOOD FASTING DIARY

8th week

/ (　)　起床時間　：　就寝時間　：

Weight 体重 / Body Fat 体脂肪率 / Body Mass Index BMI

	☀ kg	☀ %	☀ %
	▼	▼	▼
	☽ kg	☽ %	☽ %

体内年齢

内臓脂肪

推定骨量

食事内容

朝 Breakfast

糖質量　　g

昼 Lunch

糖質量　　g

夜 Dinner

糖質量　　g

間食

運動

- ■ プランク1　　セット
- ■ プランク2　　セット
- ■ スクワット　　セット
- ■ 振動マシン　　セット

日記 Memo

8th week Weight / Body Fat / Body Mass Index

／　（　）　起床時間　　：　　就寝時間　　：

Weight 体重	Body Fat 体脂肪率	Body Mass Index BMI	体内年齢
☀ kg	☀ %	☀ %	
▼	▼	▼	内臓脂肪
☾ kg	☾ %	☾ %	推定骨量

食事内容

朝 Breakfast	昼 Lunch	夜 Dinner
糖質量　　　g	糖質量　　　g	糖質量　　　g

間食

運動

- ■ プランク 1 　　セット
- ■ プランク 2 　　セット
- ■ スクワット 　　セット
- ■ 振動マシン 　　セット

日記 Memo

SUPER FOOD FASTING DIARY

8th week

/ ( ) 起床時間　：　　就寝時間　：

Weight 体重 | Body Fat 体脂肪率 | Body Mass Index BMI

☀ kg	☀ %	☀ %	体内年齢
▼	▼	▼	内臓脂肪
☾ kg	☾ %	☾ %	推定骨量

食事内容

朝 Breakfast	昼 Lunch	夜 Dinner
糖質量　　g	糖質量　　g	糖質量　　g

間食

運動
- ■ プランク1　　セット
- ■ プランク2　　セット
- ■ スクワット　　セット
- ■ 振動マシン　　セット

日記 Memo

8th week

／　（　）　　起床時間　　：　　　就寝時間　　：

Weight 体重 | Body Fat 体脂肪率 | Body Mass Index BMI

☀ ___ kg　☀ ___ %　☀ ___ %　体内年齢 ___

🌙 ___ kg　🌙 ___ %　🌙 ___ %　内臓脂肪 ___

推定骨量 ___

食事内容

朝 Breakfast	昼 Lunch	夜 Dinner
糖質量　　g	糖質量　　g	糖質量　　g

間食

運動
- ■ プランク1　　セット
- ■ プランク2　　セット
- ■ スクワット　　セット
- ■ 振動マシン　　セット

日記 Memo

SUPER FOOD FASTING DIARY　　78

8th week　　／　（　）　起床時間　：　　就寝時間　：

Weight 体重
☀ 　　　　kg
▼
☾ 　　　　kg

Body Fat 体脂肪率
☀ 　　　　%
▼
☾ 　　　　%

Body Mass Index BMI
☀ 　　　　%
▼
☾ 　　　　%

体内年齢

内臓脂肪

推定骨量

食事内容

朝 Breakfast	昼 Lunch	夜 Dinner
糖質量　　　g	糖質量　　　g	糖質量　　　g

間食

運動
- ■ プランク1　　　セット
- ■ プランク2　　　セット
- ■ スクワット　　　セット
- ■ 振動マシン　　　セット

日記 Memo

8th week

／　（　）　　起床時間　：　　就寝時間　：

Weight 体重 / Body Fat 体脂肪率 / Body Mass Index BMI

☀	kg	☀	%	☀	%
🌙	kg	🌙	%	🌙	%

体内年齢

内臓脂肪

推定骨量

食事内容

朝 Breakfast	昼 Lunch	夜 Dinner
糖質量　　g	糖質量　　g	糖質量　　g

間食

運動

- ■ プランク 1　　セット
- ■ プランク 2　　セット
- ■ スクワット　　セット
- ■ 振動マシン　　セット

日記 Memo

SUPER FOOD FASTING DIARY

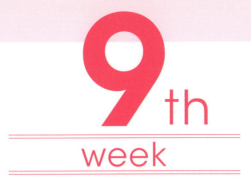

9th week

● 9週目 ●

／　（　）　〜　　／　（　）

目標体重　　　　　　　　　　kg

今週の目標

先週のふりかえり

SUPER FOOD FASTING DIARY

9th week *Weight*

／　（　）　起床時間　：　就寝時間　：

Weight 体重
☀ 　　　kg
▼
🌙 　　　kg

Body Fat 体脂肪率
☀ 　　　%
▼
🌙 　　　%

Body Mass Index BMI
☀ 　　　%
▼
🌙 　　　%

体内年齢

内臓脂肪

推定骨量

食事内容

朝 *Breakfast*	昼 *Lunch*	夜 *Dinner*
糖質量　　　g	糖質量　　　g	糖質量　　　g

間食

運動
- ■ プランク 1　　　セット
- ■ プランク 2　　　セット
- ■ スクワット　　　セット
- ■ 振動マシン　　　セット

日記 *Memo*

SUPER FOOD FASTING DIARY

9th week

　　　/　　（　）　　起床時間　　：　　　就寝時間　　：

Weight 体重
☀　　　kg
▼
☾　　　kg

Body Fat 体脂肪率
☀　　　%
▼
☾　　　%

Body Mass Index BMI
☀　　　%
▼
☾　　　%

体内年齢

内臓脂肪

推定骨量

食事内容

朝 Breakfast	昼 Lunch	夜 Dinner
糖質量　　g	糖質量　　g	糖質量　　g

間食

運動

- ■ プランク1　　セット
- ■ プランク2　　セット
- ■ スクワット　　セット
- ■ 振動マシン　　セット

日記 Memo

9th week *Weight* *Body Fat* *Body Mass Index*

/ （ ） 起床時間 ： 就寝時間 ：

体重	体脂肪率	BMI	体内年齢
☀ kg	☀ %	☀ %	
▼	▼	▼	内臓脂肪
☾ kg	☾ %	☾ %	推定骨量

食事内容

朝 *Breakfast*	昼 *Lunch*	夜 *Dinner*
糖質量　　　g	糖質量　　　g	糖質量　　　g

間食

運動
- ■ プランク1　　セット
- ■ プランク2　　セット
- ■ スクワット　　セット
- ■ 振動マシン　　セット

日記 *Memo*

9th week

　　／　　（　）　起床時間　：　　就寝時間　：

Weight 体重 | Body Fat 体脂肪率 | Body Mass Index BMI | 体内年齢

☀ 　　kg | ☀ 　　% | ☀ 　　%

▼ ▼ ▼

🌙 　　kg | 🌙 　　% | 🌙 　　%

内臓脂肪

推定骨量

食事内容

| 朝 Breakfast | 昼 Lunch | 夜 Dinner |

糖質量　　g　　糖質量　　g　　糖質量　　g

間食

運動

- ■ プランク1　　セット
- ■ プランク2　　セット
- ■ スクワット　　セット
- ■ 振動マシン　　セット

日記 Memo

9th week

/　（　）　起床時間　：　　就寝時間　：

Weight 体重 | Body Fat 体脂肪率 | Body Mass Index BMI | 体内年齢

☀ ___ kg | ☀ ___ % | ☀ ___ % | ___

▼ | ▼ | ▼ | 内臓脂肪 ___

☾ ___ kg | ☾ ___ % | ☾ ___ % | 推定骨量 ___

食事内容

朝 Breakfast	昼 Lunch	夜 Dinner

糖質量 ___ g　糖質量 ___ g　糖質量 ___ g

間食

運動

- ■ プランク 1　　セット
- ■ プランク 2　　セット
- ■ スクワット　　セット
- ■ 振動マシン　　セット

日記 Memo

9th week

/ (　)　起床時間　：　就寝時間　：

Weight 体重 | Body Fat 体脂肪率 | Body Mass Index BMI

☀ kg	☀ %	☀ %	体内年齢
▼	▼	▼	内臓脂肪
🌙 kg	🌙 %	🌙 %	推定骨量

食事内容

朝 Breakfast	昼 Lunch	夜 Dinner
糖質量　　g	糖質量　　g	糖質量　　g

間食

運動

- ■ プランク 1　　セット
- ■ プランク 2　　セット
- ■ スクワット　　セット
- ■ 振動マシン　　セット

日記 Memo

9th week

/ （ ）　起床時間　：　　就寝時間　：

Weight 体重
☀ ___ kg
🌙 ___ kg

Body Fat 体脂肪率
☀ ___ %
🌙 ___ %

Body Mass Index BMI
☀ ___ %
🌙 ___ %

体内年齢 ___
内臓脂肪 ___
推定骨量 ___

食事内容

朝 Breakfast	昼 Lunch	夜 Dinner
糖質量 ___ g	糖質量 ___ g	糖質量 ___ g

間食

運動
- ■ プランク1　　セット
- ■ プランク2　　セット
- ■ スクワット　　セット
- ■ 振動マシン　　セット

日記 Memo

SUPER FOOD FASTING DIARY

10th week

● 10週目 ●

／　（　）　〜　　／　（　）

目標体重　　　　　　　　　kg

今週の目標

先週のふりかえり

SUPER FOOD FASTING DIARY

10th week Weight

/　（　）　起床時間　：　　就寝時間　：

Weight 体重
☀ ___ kg
▼
🌙 ___ kg

Body Fat 体脂肪率
☀ ___ %
▼
🌙 ___ %

Body Mass Index BMI
☀ ___ %
▼
🌙 ___ %

体内年齢 ___

内臓脂肪 ___

推定骨量 ___

食事内容

朝 Breakfast	昼 Lunch	夜 Dinner
糖質量 ___ g	糖質量 ___ g	糖質量 ___ g

間食

運動
- ■ プランク1　　セット
- ■ プランク2　　セット
- ■ スクワット　　セット
- ■ 振動マシン　　セット

日記 Memo

SUPER FOOD FASTING DIARY

10th week

／　（　）　起床時間　：　　就寝時間　：

Weight 体重 / Body Fat 体脂肪率 / Body Mass Index BMI

| ☀ | kg | ☀ | % | ☀ | % |

▼　▼　▼

| 🌙 | kg | 🌙 | % | 🌙 | % |

体内年齢

内臓脂肪

推定骨量

食事内容

朝 Breakfast
糖質量　g

昼 Lunch
糖質量　g

夜 Dinner
糖質量　g

間食

運動
- ■ プランク1　　セット
- ■ プランク2　　セット
- ■ スクワット　　セット
- ■ 振動マシン　　セット

日記 Memo

10th week

／　（　　）　　起床時間　　：　　　就寝時間　　：

Weight 体重
☀ ___ kg
▼
🌙 ___ kg

Body Fat 体脂肪率
☀ ___ %
▼
🌙 ___ %

Body Mass Index BMI
☀ ___ %
▼
🌙 ___ %

体内年齢 ___

内臓脂肪 ___

推定骨量 ___

食事内容

朝 Breakfast
糖質量 ___ g

昼 Lunch
糖質量 ___ g

夜 Dinner
糖質量 ___ g

間食

運動
- ■ プランク１　　　セット
- ■ プランク２　　　セット
- ■ スクワット　　　セット
- ■ 振動マシン　　　セット

日記 Memo

SUPER FOOD FASTING DIARY

10th week

／　（　）　起床時間　：　就寝時間　：

Weight 体重 / Body Fat 体脂肪率 / Body Mass Index BMI

☀ ___ kg　☀ ___ %　☀ ___ %　体内年齢 ___

🌙 ___ kg　🌙 ___ %　🌙 ___ %　内臓脂肪 ___

推定骨量 ___

食事内容

朝 Breakfast	昼 Lunch	夜 Dinner
糖質量　　g	糖質量　　g	糖質量　　g

間食

運動

- ■ プランク1　　セット
- ■ プランク2　　セット
- ■ スクワット　　セット
- ■ 振動マシン　　セット

日記 Memo

10th week 　　／　（　）　起床時間　：　　就寝時間　：

Weight 体重
☀ 　　　kg
▼
🌙 　　　kg

Body Fat 体脂肪率
☀ 　　　%
▼
🌙 　　　%

Body Mass Index BMI
☀ 　　　%
▼
🌙 　　　%

体内年齢

内臓脂肪

推定骨量

食事内容

朝 Breakfast	昼 Lunch	夜 Dinner
糖質量　　　g	糖質量　　　g	糖質量　　　g

間食

運動
- ■ プランク 1　　　セット
- ■ プランク 2　　　セット
- ■ スクワット　　　セット
- ■ 振動マシン　　　セット

日記 Memo

SUPER FOOD FASTING DIARY

10th week

/ （ ） 起床時間 ： 就寝時間 ：

Weight 体重 | Body Fat 体脂肪率 | Body Mass Index BMI

☀ kg | ☀ % | ☀ % | 体内年齢

▼ | ▼ | ▼ | 内臓脂肪

☾ kg | ☾ % | ☾ % | 推定骨量

食事内容

朝 Breakfast	昼 Lunch	夜 Dinner

糖質量 g | 糖質量 g | 糖質量 g

間食

運動

- ■ プランク1　　セット
- ■ プランク2　　セット
- ■ スクワット　　セット
- ■ 振動マシン　　セット

日記 Memo

10th week

／　（　）　　起床時間　：　　就寝時間　：

Weight 体重 | Body Fat 体脂肪率 | Body Mass Index BMI | 体内年齢

☀ kg | ☀ % | ☀ % |

▼ | ▼ | ▼ | 内臓脂肪

☾ kg | ☾ % | ☾ % | 推定骨量

食事内容

朝 Breakfast	昼 Lunch	夜 Dinner

糖質量　g　　糖質量　g　　糖質量　g

間食

運動

- ■ プランク1　　セット
- ■ プランク2　　セット
- ■ スクワット　　セット
- ■ 振動マシン　　セット

日記 Memo

ダイアリーを終えたら

目標まで、あと一歩！

理想のボディーになるまでダイアリーを実践

- □ 毎日データ計測
- □ 食事＆運動プログラムを実践

を欠かさずに！

目標達成！

体型維持＆コンディションを整えるために

基礎代謝を上げる

基礎代謝を上げる秘訣

- 運動
  - □ 筋肉量を増やす
  - □ 各部位にアプローチした筋トレ
- 食事
  - □ 良質なたんぱく質を摂る
  - □ 糖質の摂りすぎ注意

リバウンドしない体づくり

- □ 炭水化物の摂取には要注意
- □ 食物繊維をしっかり摂る（主に葉物野菜、豆類、海藻類から）
- □ ビタミン類をバランスよく摂取（スーパーフードを活用）

ファスティング中に食べてOK！

低糖質フード 10

1 アーモンド（乾）

10粒 15g

糖質 **1.6g**

カロリー　88kcal
たんぱく質　2.9g
塩分　　　　0g
脂質　　　　7.8g

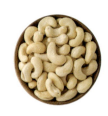

2 カシューナッツ（味付フライ）

5粒 10g

糖質 **2g**

カロリー　58kcal
たんぱく質　2g
塩分　　　　0.1g
脂質　　　　4.8g

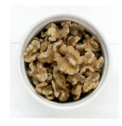

3 くるみ（煎り）

10個 20g

糖質 **0.8g**

カロリー　135kcal
たんぱく質　2.9g
塩分　　　　0g
脂質　　　　13.8g

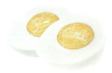

4 鶏卵（ゆで）

1個 50g

糖質 **0.2g**

カロリー　76kcal
たんぱく質　6.5g
塩分　　　　0.2g
脂質　　　　5g

5 冷奴（木綿豆腐）

1丁 300g

糖質 **8.6g**

カロリー　216kcal
たんぱく質　19.8g
塩分　　　　0.3g
脂質　　　　12.6g

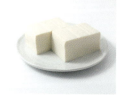

6 麻婆豆腐

豆腐100g、牛豚ひき肉20g

糖質
6.6g

カロリー 245kcal
たんぱく質 11.7g
塩分 2g
脂質 17.6g

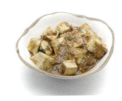

7 鮭の塩焼き（紅さけ）

80g

糖質
0.1g

カロリー 110kcal
たんぱく質 18g
塩分 1.1g
脂質 3.6g

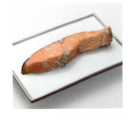

8 刺身盛り合わせ

まぐろ30g、いか20g、だいこん20g

糖質
2.7g

カロリー 163kcal
たんぱく質 26g
塩分 2.3g
脂質 4.4g

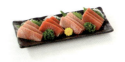

9 シーザーサラダ

キャベツ40g、シーザードレッシング18g

糖質
8.6g

カロリー 127kcal
たんぱく質 1.9g
塩分 0.8g
脂質 8.9g

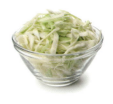

10 ほうれん草のバターソテー

ほうれん草80g、バター10g

糖質
1.1g

カロリー 98kcal
たんぱく質 1.9g
塩分 0.8g
脂質 8.4g

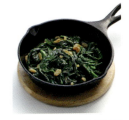

ファスティング中、注意したい
高糖質フード TOP10

1 ごはん

150g

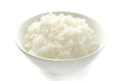

糖質 **55.2g**	カロリー 252kcal たんぱく質 2.9g 塩分 0g 脂質 7.8g

2 食パン

60g

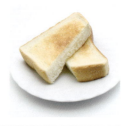

糖質 **26.6g**	カロリー 158kcal たんぱく質 5.6g 塩分 0.8g 脂質 2.6g

3 牛丼

ごはん250g、牛ばら肉80g、しらたき40g

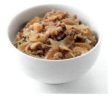

糖質 **110.2g**	カロリー 814kcal たんぱく質 30.4g 塩分 3.6g 脂質 27.1g

4 カツ丼

ごはん250g、豚ロース100g、卵50g

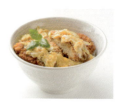

糖質 **111.5g**	カロリー 967kcal たんぱく質 36.8g 塩分 3.8g 脂質 36.9g

5 カレーライス

ごはん250g、豚肩ロース60g、じゃがいも50g

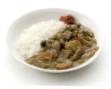

糖質 **112.4g**	カロリー 819kcal たんぱく質 20.3g 塩分 2.3g 脂質 27.8g

6 しょうゆラーメン

中華めん230g、焼豚30g、メンマ20g

糖質
68.3g

カロリー　　483kcal
たんぱく質　21.9g
塩分　　　　5.6g
脂質　　　　9.6g

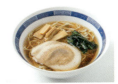

7 かけうどん

うどん240g、細ねぎ5g

糖質
63.1g

カロリー　　329kcal
たんぱく質　8.5g
塩分　　　　6g
脂質　　　　1g

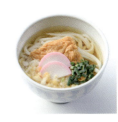

8 ミートスパゲティー

スパゲティー230g、ミートソース90g

糖質
78.8g

カロリー　　595kcal
たんぱく質　17.2g
塩分　　　　4.2g
脂質　　　　19.5g

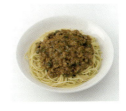

9 広島風お好み焼き

中華めん75g、薄力粉50g、キャベツ40g

糖質
80.4g

カロリー　　683kcal
たんぱく質　22.8g
塩分　　　　3.1g
脂質　　　　25.7g

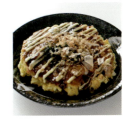

10 ピザ

薄力粉160g、チーズ160g、えび120g

糖質
143.6g

カロリー　　1760kcal
たんぱく質　98.6g
塩分　　　　8.8g
脂質　　　　78.7g

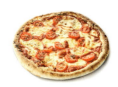

糖質表 ―食材別―

	分量	糖質量
野菜類		
かぼちゃ（生）	1/8個200g	34.2g
かぶ（根・生）	1個75g	2.6g
カリフラワー（生）	1株300g	6.9g
キャベツ（生）	1枚70g	2.4g
きゅうり（生）	1本100g	1.9g
ごぼう（生）	1本170g	16.5g
しょうが（生）	1かけ20g	0.9g
だいこん（根・生）	1本850g	23.8g
たまねぎ（生）	1/2個100g	7.2g
トマト（生）	1個170g	6.3g
ミニトマト（生）	2個20g	1.2g
なす（生）	1本90g	2.6g
にんじん（生）	1本150g	9.5g
長ねぎ（生）	40g	2.3g
はくさい（生）	1/4個470g	8.9g
ピーマン（生）	1/2個12g	0.3g
バジル（生）	3g	0g
ブロッコリー（生）	30g	0.2g
ほうれん草（生）	1株30g	0.1g
とうもろこし（生）	1本175g	24.2g
レタス（生）	1個300g	5.1g
れんこん（生）	2切れ20g	2.7g
いも類		
さつまいも（生）	1本270g	80.2g
さといも（生）	中1個20g	5.4g
じゃがいも（生）	1個100g	16.3g
はるさめ	15g	12.8g
きのこ類		
えのきたけ（生）	1袋100g	3.7g
しいたけ（乾）	1袋4g	0.9g
ぶなしめじ（生）	1パック100g	1.3g
まいたけ（生）	1パック100g	0.9g
エリンギ（生）	1本40g	1g
マッシュルーム（生）	1個10g	0g
海藻類		
焼き海苔	1枚3g	0.2g
味付け海苔	1/8枚0.4g	0.1g
塩昆布	5g	1.2g
ところてん	150g	0g
寒天	5g	0g
干しひじき	大さじ1 6g	0.4g
もずく（塩蔵 塩抜き）	40g	0g
カットわかめ（乾）	小さじ1 1g	0.1g
豆類		
あずき（ゆで）	20g	2.5g
国産大豆（ゆで）	20g	0.4g
木綿豆腐	1丁300g	3.6g
絹ごし豆腐	1丁300g	5.1g
油揚げ	20g	0g
ひきわり納豆	50g	2.3g
おから	70g	1.6g
豆乳（無調整）	200g	5.8g
種実類		
くるみ（煎り）	10個20g	0.8g
ごま（乾）	大さじ1 9g	0.7g
アーモンドフライ（味付）	10粒15g	1.6g
カシューナッツフライ（味付）	5粒10g	2g
果物類		
アボカド（生）	1/2個70g	0.6g
いちご（生）	3個45g	3.2g
うんしゅうみかん（生）	1個80g	8.8g
バレンシアオレンジ（生）	1個120g	10.8g
甘柿（生）	1個150g	21.5g

食品	分量	糖質
キウイフルーツ（生）	1個85g	9.4g
グレープフルーツ	1個250g	22.5g
国産さくらんぼ（生）	5粒25g	3.5g
すいか（生）	1切れ150g	13.8g
プルーン（乾）	1個10g	5.5g
日本梨（生）	1個250g	26g
パインアップル（生）	1/8個70g	8.3g
バナナ（生）	1本100g	21.4g
ぶどう（生）	1房200g	30.4g
マンゴー（生）	1/2個150g	23.4g
メロン（生）	1/8個90g	8.8g
もも（生）	1個170g	15.1g
りんご（生）	1個200g	28.2g

卵類／乳類

食品	分量	糖質
鶏卵（生）	1個50g	0.2g
卵豆腐	1個120g	2.4g
普通牛乳	200g	9.6g
ヨーグルト（脱脂果糖）	100g	11.9g
ヨーグルトドリンク	200g	24.4g
パルメザンチーズ	大さじ1 6g	0.1g
プロセスチーズ	1個25g	0.3g
ソフトクリーム	100g	20.1g

肉類／肉加工品

食品	分量	糖質
和牛かたロース（生）	100g	0.2g
和牛バラ（生）	100g	0.1g
牛ひき肉（生）	50g	0.2g
ローストビーフ	70g	0.6g
豚ロース（生）	100g	0.1g
豚バラ（生）	100g	0.1g
豚ひき肉（生）	50g	0.1g
ベーコン	1枚20g	0.1g
ウィンナーソーセージ	1本20g	0.6g
鶏手羽先（生）	1本35g	0g
鶏むね（皮なし・生）	1枚200g	0.2g
鶏もも（皮なし・生）	1枚200g	0g
鶏ささみ（生）	1本40g	0g
鶏ひき肉（生）	50g	0g

魚介類／魚介加工品

食品	分量	糖質
いわし（煮干し）	5g	0g
しらす干し	6g	0g
うなぎ（かば焼き）	90g	2.8g
かつお（秋穫り・生）	1さく200g	0.4g
かつお削り節	1パック2g	0g
イクラ	大さじ1（17g）	0g
スモークサーモン	3枚45g	0g
まさば（生）	1切80g	0.2g
さんま（生）	1尾100g	0.1g
ししゃも（生干し）	1尾20g	0g
たらこ	1腹50g	0.2g
からしめんたいこ	1腹50g	1.5g
まだら（生）	1切れ100g	0.1g
きはだまぐろ（生）	1さく200g	0g
まぐろ缶詰（油漬フレークライト）	1缶70g	0.1g
あさり（生）	1個5g	0g
かき（生）	1個15g	0.7g
しじみ（生）	1個1g	0g
ほたて（生）	1個100g	1.5g
あまえび（生）	1尾7g	0g
毛がに（生またはゆで）	100g	0.2g
するめいか（生）	1ぱい200g	0.2g
あたりめ（するめ）	1枚75g	0.3g
焼ちくわ	1本100g	13.5g
はんぺん	1枚100g	11.4g
魚肉ソーセージ	1本80g	10.1g

糖質表 ―料理別―

	分量	糖質量
穀類		
フランスパン	250g	137g
ロールパン	1個30g	14g
そば（ゆで）	170g	40.8g
そうめん／ひやむぎ（ゆで）	125g	31.1g
蒸し中華めん	150g	54.8g
スパゲティ類（ゆで）	250g	75.8g
もち	1個50g	59.3g
コーンフレーク	20g	16.2g
ごはん・麺類		
玄米	150g	51.3g
お粥（全粥）	250g	39g
いなり寿司	2個	36.8g
オムライス	1人前	102.4g
中華丼	1人前	105.7g
チャーハン	1人前	95.2g
かけそば	1人前	55.5g
焼きそば	1人前	67.4g
ファーストフードハンバーガー	1人前	31.8g
たこ焼き	8個	41.8g
おかず		
だし巻き卵	35g	0.2g
オムレツ	卵100g・牛乳15g	5g
目玉焼き	卵50g	0.2g
鶏の唐揚げ	鶏もも100g	6.5g
ビーフステーキ	牛肩100g	0.5g
とんかつ	豚ロース90g	7.2g
ロールキャベツ	2個	9.5g
豚肉のしょうが焼き	豚ロース90g	3.4g
豚の冷しゃぶ	豚肩100g	6.3g
餃子	4個	27.7g
焼売	4個	27g
水炊き	1人前	7.5g
コロッケ	1個	13.7g
あじの塩焼き	1尾	0.1g
魚の照り焼き	ぶり1尾	2.5g
さばの味噌煮	さば80g	8.2g
えびフライ	1本	2.5g
えびの天ぷら	2本	4.6g
ポテトサラダ	じゃがいも100g	18.2g
コールスローサラダ	キャベツ60g	4.2g
ほうれん草のおひたし	ほうれん草80g	0.7g
筑前煮	1人前	13.2g
豆腐の味噌汁	1人前	3.4g
けんちん汁	1人前	5.6g
豚汁	1人前	7.2g
コーンスープ	1人前	17.2g
コンソメスープ	1人前	1.1g
わかめスープ	1人前	1.2g
たくあん漬け（干しだいこん）	15g	0.3g
キムチ（はくさい）	20g	1g
梅干し	1個12g	0.8g
ファーストフードポテトフライ	100g	16.5g
調味料		
オリーブオイル	大さじ1 12g	0g
有塩バター	10g	0g
マーガリン（ファストスプレッド）	大さじ1 12g	0g
上白糖	大さじ1 9g	8.9g
はちみつ	大さじ1 21g	16.7g
メープルシロップ	大さじ1 21g	13.9g
本みりん	大さじ1 15g	6.5g
みりん風調味料	大さじ1 15g	8.2g
ウスターソース	大さじ1 18g	4.7g
濃口しょうゆ	大さじ1 18g	1.8g
食塩	大さじ1 18g	0g
穀物酢	大さじ1 15g	0.4g
かつおだし	100g	0g
昆布だし	100g	0.9g
マヨネーズ（卵黄型）	大さじ1 12g	0.2g

トマトケチャップ	大さじ1 18g	4.6g
めんつゆ（3倍濃縮）	大さじ1 16g	3.2g
カレー粉	小さじ1 6g	0.5g
黒こしょう（粉）	小さじ1 2g	1.3g
おろしにんにく	小さじ1 5g	1.9g
とうがらし（粉）	小さじ1 2g	1.3g

スイーツ

カステラ	1切れ50g	31.3g
串団子（あん）	1本50g	22.2g
串団子（しょうゆ）	1本50g	22.5g
桜もち（関西風）	1個50g	22.2g
たい焼き	90g	41.9g
中華まんじゅう（あんまん）	1個80g	38.8g
中華まんじゅう（肉まん）	1個80g	32.2g
ショートケーキ	100g	44.1g
カスタードプリン	100g	14.7g
ミルクチョコレート	1枚65g	33.7g
どら焼き	1個70g	38.9g
シュークリーム	1個60g	15.2g
ホットケーキ	1枚50g	22.1g
水ようかん	1個60g	22.7g

飲み物

ビール	350g	10.9g
発泡酒	350g	12.6g
日本酒	1合180g	8.8g
赤ワイン	グラス1杯100g	1.5g
白ワイン	グラス1杯100g	2g
ロゼワイン	グラス1杯100g	4.4g
焼酎（甲類または乙類）	1合180g	0g
ウイスキー	シングル30g	0g
ブランデー	シングル30g	0g
ウォッカ	シングル30g	0g
ラム	シングル30g	0g
ジン	シングル30g	0g
梅酒	シングル30g	6.2g
コーラ	500g	57g
麦茶	200g	0.6g
烏龍茶	200g	0.2g
紅茶	200g	0.2g
コーヒー（無糖）	120g	0.8g
みかんジュース（ストレート）	200g	21.2g

スーパーフードファスティングにおすすめのアイテム
SUPER FOOD & NUTS

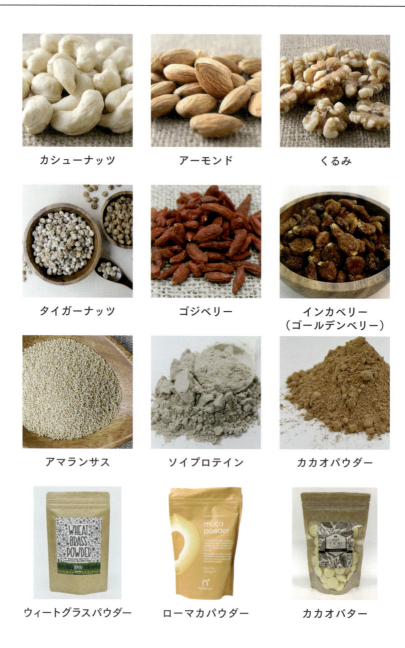

カシューナッツ　アーモンド　くるみ

タイガーナッツ　ゴジベリー　インカベリー（ゴールデンベリー）

アマランサス　ソイプロテイン　カカオパウダー

ウィートグラスパウダー　ローマカパウダー　カカオバター

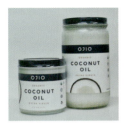
ココナッツオイル

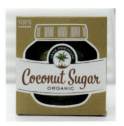
ココナッツシュガー

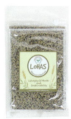
スプラウト
レッドクローバー

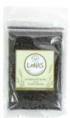
スプラウト
ブロッコリー

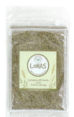
スプラウト
アルファルファ

甘いものが食べたいときに
おすすめのデザート

RAW DESSERTS

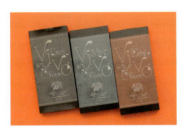

ローチョコレート Vivo

ダーク／アーモンド／エナジー

酵素を生かしたままの原料を使用し、酵素を壊さない製法で作られたローチョコレート。

ロハスオリジナル　ロータルト

生の食材を使用し、すべてのタルト製造過程で48℃以上の熱を加えずに作ったロータルト。

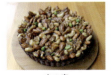
木の実

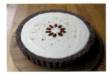
チョコレート

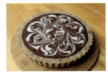
チーズ

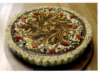
ゴジベリー

ファスティング中＆毎日の健康習慣におすすめのスーパーフードサプリメント

SUPERFOOD SUPPLEMENT

CORE CARE（コアケア）

体の隅々を潤し、心や免疫機能に深く関わるオメガ脂肪酸がたっぷり。新陳代謝を高め、体のバランスを調えるサポート。90粒入

[主な原材料]
鱈
シーバックソーン
クランベリーシード
ザクロシード
チアシード
ノニ

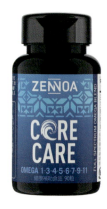

SRQ

年齢による気力・体力・知力の衰えを感じている方に。持久力や集中力を高めたいときに。60粒入

[主な原材料]
コタラヒムブツ
（サラシアレティキュラータ）
L－アスパラギン酸Na
L－グルタミン
L－アルギニン
コエンザイムQ10

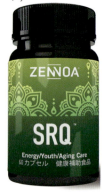

NUKU HIVA（ヌクヒバ）

毎日の健康維持に欠かせないビタミン、ミネラルを贅沢に。素材の栄養効果を相乗的にもたらす低温殺菌製法のドリンク。750ml

[主な原材料]
ノニ
パイナップル
レッドグレープ
ブラックカラントベリー
ラズベリー
アサイー
ココナッツウォーター
マキベリー
ブルーベリー

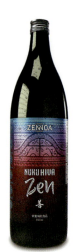

ZEN RAW ENZYME（ゼロ ローエンザイム）

日本の野草、スーパーフードを中心に厳選した84種類の原材料を自然菌により発酵熟成。6g×30包入（濃縮練りタイプ）

[主な原材料]
人参葉エキス
MAP酵素
紅参エキス
ノニ
80種類の野草酵素

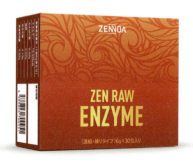

ファスティング中の[食事プログラム]をサポートする
KITCHENWARE

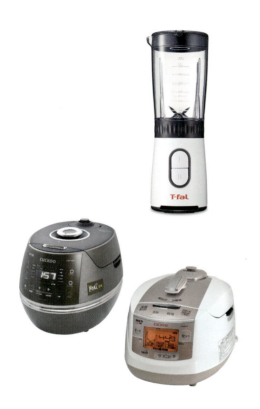

氷や冷凍フルーツもそのまま粉砕！
ハイパワーブレンダー

T-fal（ティファール）
Mix & Drink [BL1301JP]

[容量] 600mL [サイズ] 幅105×奥行105×高さ315mm（ミキサー装着時）[重量] 1,100g [消費電力] 300W/100V（50/60Hz）

ビタミン、ミネラル、食物繊維が豊富な
「酵素（寝かせ）玄米」を自宅で簡単に

cuckoo new 圧力名人
全自動発芽玄米炊飯器（10合／6合）

■10合炊き（1.8L）製品
[サイズ] 幅30.3cm×奥行41.9cm×高さ29.0cm [重量] 8.2kg [消費電力] 炊飯280.8wh/1回、保温 37.3wh/1時間、タイマー予約 1.4wh/1時間、待機時 0.4wh/1時間
■6合炊き（1.08L）製品
[サイズ] 幅27.4cm×奥行36.7cm×高さ24.7cm [重量] 5.5kg [消費電力] 炊飯 137wh/1回、保温 35wh/1時間、タイマー予約 4.3wh/1時間、待機時 4.1wh/1時間
■付属品（共通）：取り扱い説明書、レシピブック、しゃもじ、計量カップ、蒸し器、掃除用ピン

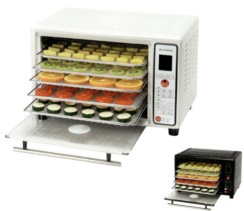

食品乾燥機能とオーブン機能を搭載
多機能調理器

Dry Food Air（ドライフードエアー）

[サイズ] 本体：幅487×奥行358×高さ300mm、内側：幅350×奥行280×高さ230mm [内容量] 25L [重量] 5.82kg [消費電力] オーブンモード 1200w、乾燥モード 200w、送風モード 7w [温度設定] 乾燥／送風 30〜68℃、オーブン 100〜230℃

体の隅々まで「見える化」＆運動不足を解消

RECCOMENDED TOOL

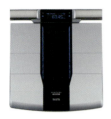

[RD-800]
最大軽量：200kg／体重・筋肉量は50g単位表示

TANITA
左右部位別 体組成計
インナースキャンデュアル

全身だけではなく部位ごとの筋肉の質を計測・評価できる世界初・家庭用体組成計。スマートフォンアプリと連携でき、計測データ・体の状態の変化をグラフで確認できる。

[計測・表示項目（26項目）] 体重／筋肉量（全身・体幹部・右腕・左腕・右脚・左脚）／筋質点数（全身・右腕・左腕・右脚・左脚）／MBA判定／脈拍／体脂肪率（全身・体幹部・右腕・左腕・右脚・左脚）／BMI／体水分率／推定骨量／基礎代謝量／体内年齢／内臓脂肪レベル［電源］単3形アルカリ乾電池4本［保証期間］1年［主な機能］アスリートモード／Bluetooth® 通信／登録人数4人

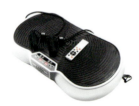

エクササイズ振動マシン
Ultra-slim Body Shaper
ウルトラスリム ボディーシェイパー

自宅で1日10分で効果を感じられる筋肉トレーニングマシン。あらゆる部位に負荷をかけることで、全身の引き締め、くびれ、シェイプアップ、ダイエットをサポート。

［サイズ］幅68×奥行39.5×高さ13cm ［最大荷重］120kg ［本体重量］11.5kg ［内容］振動マシン、リモコン（電池別途）、説明書、ゴム紐×2、専用コンセントコード

ローフード・スーパーフード・オーガニック食材の通販ショップ
「LOHAS —ロハス—」

ローフード食材やスーパーフードなどのオーガニック食材と調理器具（キッチングッズ）の専門店。酵素や栄養を多く含んだローフード・スーパーフード・ドライフルーツなどが購入できます。
https://www.rawfood-lohas.com

スーパーフードサプリメントの通販ショップ
「ZEN FOOD MARKET」

スーパーフードサプリメントメーカー米国ゼンノア社公認オフィシャル通販サイト。世界中のスーパーフードを集めて作られたサプリメントを購入できます。
http://www.zenfoodsmarket.com

もっと専門的な知識を身につけたい人に
スーパーフードセラピスト資格
ファスティング講座

スーパーフードを活用したファスティングプログラム、スムージーの作り方などを他の人に教えたりアドバイスしたりすることができるレベルの資格が「スーパーフードセラピスト」です。必要な知識と技術を学び、自宅やサロン等でファスティング講座を開催できるレベルを目指し勉強をします。

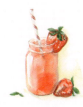

こんな人にオススメ
- ☑ ローフード、スーパーフードに興味がある
- ☑ 基礎となる理論を勉強したい
- ☑ 講師として活動したい、さらなる知識をつけたい

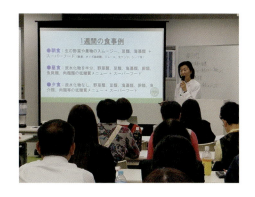

スーパーフードセラピスト資格受講会場は全国で開催しています。開催場所、開催日時は日本ローフード協会のホームページよりご確認ください。

お申込み・詳細は
一般社団法人 日本ローフード協会
https://rawfood-japan.org

［著者］
土門大幸

一般社団法人日本ローフード協会代表理事
アースゲートインターナショナル株式会社代表取締役
ゼンノアジャパンLLC社長
ローフード＆自然食「LOHAS」プロデューサー＆シェフ、調理師

新聞社、教育機関、大手外資系食品会社を経て書籍『フィット・フォー・ライフ』に出会い、食の大切さを学び、アメリカのLiving Light Culinary Art Instituteで公認ローフードシェフ＆インストラクター資格を取得。著書に『食べればキレイ！ 初めての簡単ローフードレシピ』（徳間書店）、『野菜がごちそうになるビタミンごはん』（三笠書房）、『まるごとそのまま野菜を食べよう RAW FOOD RECIPE』、『RAW FOOD & BEAUTY FOOD RECIPE 60』（ともにキラジェンヌ）などがある。

［参考文献］

フィット・フォー・ライフ　健康長寿には「不滅の原則」があった！（グスコー出版）
ライザップ　糖質量ハンドブック（日本文芸社）
まるごとそのまま野菜を食べよう　RAW FOOD RECIPE（キラジェンヌ）

写真 ——— 八幡宏
イラスト —— 紅鮭色子
デザイン —— 久保洋子
編集 ——— 星山エリ

無理せず理想のボディメイクを目指す

スーパーフード ファスティング ダイアリー
SUPER FOOD FASTING DIARY

2019年5月10日　初版発行

著者————土門大幸
監修————一般社団法人日本ローフード協会
発行所———キラジェンヌ株式会社
　　　　　　〒151-0073　東京都渋谷区笹塚3-19-2青田ビル2F
　　　　　　TEL：03-5371-0041／FAX：03-5371-0051
発行者———吉良さおり
印刷・製本——モリモト印刷株式会社

©2019 KIRASIENNE.Inc
ISBN978-4-906913-89-3
定価はカバーに表示してあります。落丁本・乱丁本は購入書店名を明記のうえ、小社あてにお送りください。送料小社負担にてお取り替えいたします。本書の無断複製（コピー、スキャン、デジタル化等）ならびに無断複製物の譲渡および配信は、著作権法上での例外を除き禁じられています。本書を代行業者の第三者に依頼して複製する行為は、たとえ個人や家庭内の利用であっても一切認められておりません。
Printed in Japan